TRAITÉ RAISONNÉ
DES
MALADIES ÉPIDÉMIQUES

FIÈVRE TYPHOÏDE, TYPHUS
CHOLÉRA, SCARLATINE, VARIOLE, CROUP, ETC.

LEUR ORIGINE, LEUR ACTION SUR LE CORPS HUMAIN,
LEUR MÉDICATION, LEUR GUÉRISON

NOUVELLE MÉDICATION

PAR

A. DEVILLEBICHOT, PHARMACIEN

ŒUVRE POPULAIRE DÉPOSÉE

> Pour guérir une maladie, il faut en connaître la cause, afin de pouvoir en conjurer les effets, en détruisant cette cause, ou en la rendant impuissante.
>
> A. DEVILLEBICHOT.

PARIS
ALPHONSE DERENNE
Boulevard Saint-Michel, 52
1882

TRAITÉ RAISONNÉ

DES

MALADIES ÉPIDÉMIQUES

TRAITÉ RAISONNÉ

DES

MALADIES ÉPIDÉMIQUES

FIÈVRE TYPHOÏDE, TYPHUS
CHOLÉRA, SCARLATINE, VARIOLE, CROUP, ETC.

LEUR ORIGINE, LEUR ACTION SUR LE CORPS HUMAIN,
LEUR MÉDICATION, LEUR GUÉRISON

NOUVELLE MÉDICATION

PAR

A. DEVILLEBICHOT, PHARMACIEN

ŒUVRE POPULAIRE DÉPOSÉE

> Pour guérir une maladie, il faut en connaître la cause, afin de pouvoir en conjurer les effets, en détruisant cette cause, ou en la rendant impuissante.
>
> A. DEVILLEBICHOT.

PARIS
ALPHONSE DERENNE
Boulevard Saint-Michel, 52
1882

AVANT-PROPOS

En voyant en tête de cet ouvrage la qualité de l'auteur, beaucoup de personnes, les hommes de science surtout, se demanderont comment il se fait qu'un simple pharmacien, obscur et inconnu dans l'art médical et dans le monde savant, ait osé entreprendre un travail aussi abstrait, et que personne n'est parvenu à résoudre jusqu'ici.

A cela, nous répondrons simplement ceci : qu'il n'est pas indispensable d'être sauveteur pour arracher quelqu'un à la mort ; agent pour arrêter dans sa course folle un cheval emporté ; pompier enfin, pour éteindre un commencement d'incendie.

Il n'y a pas sur terre de carrière scientifique qui se prête mieux aux découvertes que la pharmacie.

Le pharmacien, obligé pour l'exigence de son

métier d'avoir un pied dans la médecine (cas d'empoisonnement à soigner en l'absence du médecin), dans la chirurgie (accidents, pansements), la physique, l'histoire naturelle, etc..., est de tous ceux qui composent la Société, en raison de sa vie calme et de son esprit sans cesse reposé, le plus apte à résoudre des questions auxquelles les gens du métier ne pensent même pas.

Le pharmacien n'est pas toujours occupé ; il lui arrive de s'ennuyer derrière son comptoir, et il se demande alors ce qu'il pourrait bien faire pour trouver le temps moins long et gagner un peu plus d'argent. Cette question qu'il se pose là, le rend de suite chercheur et inventif : il s'applique sans distractions à la recherche de la question qu'il s'est proposé de résoudre, et il arrive à la résolution de son problème dans un temps plus ou moins éloigné, bien que manquant souvent des choses qui sont les plus indispensables pour y réussir.

Pharmacien nous-même, nous avons suivi les traces de nos anciens et de nos contemporains, et nous nous sommes donné pour problème la recherche de l'origine des maladies épidémiques, de leur action sur le corps humain, de leur médication et de leur guérison.

Nous nous sommes donné là un travail d'une difficulté inouïe pour quelqu'un qui n'est pas tout à fait du métier, et en raison du nombre excessivement restreint des documents fort peu connus du reste qui ont pu être recueillis jusqu'ici sur ces maladies.

Mais comprenant l'importance des services qu'il est possible de rendre à tous les peuples du monde entier, puisque tous sont visités par ces maladies, en élucidant et mettant à jour ces diverses questions, nous avons pris notre courage à deux mains, et durant huit années, pendant les quelques heures de liberté que nous laissait chaque semaine le travail que nous devions à nos patrons, nous n'avons cessé d'approfondir notre ouvrage et le retoucher sans cesse. Enfin, aidé par nos souvenirs de 1853 (choléra) alors que nous débutions dans la carrière, et de 1870 (variole) années tristement fécondes en ces terribles fléaux, nous sommes parvenu à établir et l'origine, et l'action, et la médication des maladies épidémiques.

C'est ce travail, ainsi que la médication des maladies épidémiques, que nous avons l'honneur d'offrir au corps médical, assuré qu'entre les mains des honorables et savants membres qui le composent, elle deviendra une arme sûre et redoutable contre les miasmes générateurs de ces maladies qui déciment parfois l'humanité en vingt endroits à la fois sans que rien se soit opposé jusqu'ici à leur action homicide.

Nous avons pensé qu'il est urgent de ne pas attendre que ces maladies fassent leur apparition, pour enseigner les moyens de les éviter et d'en paralyser les effets : car de même que l'on confectionne en temps de paix des engins redoutables destinés à servir dans une guerre probable, de même en l'absence de l'épidémie on doit rechercher les moyens applicables pour la combattre et la terrasser dès son apparition.

Nous sommes convaincu aussi que le public connaissant à l'avenir la nature des maladies épidémiques et les moyens de s'en préserver et de s'en guérir, prendra ses précautions avec calme sans s'adonner comme autrefois à une folle terreur qui ne remédie à rien.

Enfin notre avis est que l'on ne saurait trop répandre l'instruction dans les masses, et enseigner à l'homme les moyens de conserver sa santé et de sauver sa vie, comme on lui apprend à conserver les aliments, les objets de toilette ; c'est croyons-nous le doter d'un grand bienfait.

Telle est la pensée qui nous a guidé lorsque nous avons entrepris ce travail parsemé d'écueils et de difficultés; la réussite sera notre plus belle récompense.

A. DEVILLEBICHOT

pharmacien.

LES MALADIES ÉPIDÉMIQUES

LEURS CAUSES. — LEUR ACTION SUR L'ORGANISME. — CONSÉQUENCES DE CETTE ACTION. MÉDICATION DEVILLEBICHOT — SES AVANTAGES.

« Pour guérir une maladie, il faut en connaître la cause, afin de pouvoir en conjurer les effets en détruisant cette cause, ou en la rendant impuissante. »

Depuis bien des années déjà, des hommes savants et dévoués ont cherché à découvrir un moyen spécifique pour empêcher le choléra et par le fait les autres maladies épidémiques de se déclarer.

Malheureusement l'homme n'en a pas plus le pouvoir que d'empêcher la foudre de tomber, ou les fleuves et les rivières de déborder et de ravager les villes et les campagnes.

Par le paratonnerre on capte la foudre; par les digues on lutte contre les eaux; mais on ne peut empêcher ni les combinaisons électriques, qui produisent la foudre, ni les pluies torrentielles qui, produisent les inondations.

Dans toute maladie épidémique, il y a de même deux causes à considérer :

La première cause qui est naturelle, c'est la source, la production même du virus qui engendre la maladie; cette cause dans la majeure partie des cas n'offre aucune prise sur elle.

La deuxième cause ou cause incidente, c'est l'action même de ce virus sur le corps humain. Cette cause au contraire est éminemment appréciable, puisque c'est elle qui produit sur notre corps les terribles effets qui constituent les maladies épidémiques.

Cette deuxième cause est la seule contre laquelle on puisse lutter avec succès; c'est précisément contre elle que porte toute l'action de notre médication anti-épidémique.

Causes des maladies épidémiques.

Les maladies épidémiques résultent de phénomènes naturels inhérents à l'atmosphère même qui nous enveloppe, par suite de combinaisons oxygénées et azotées qui peuvent échapper à nos observations ou à nos connaissances.

Ce travail de la nature donne naissance à des animaux microscopiques spéciaux (microbes, micrococcus, bactéries, animalcules ferments, tous désignés en général sous le nom de virus) d'une espèce et d'une forme spéciales, suivant qu'ils appartiennent au règne végétal ou au règne animal, et suivant l'espèce du sujet qui engendre telle ou telle maladie. En tous cas ce sont les agents d'infection, les éléments actifs des fermentations putrides.

Ces animaux microscopiques se développent lorsque des viandes, des chairs, des cadavres, des matières animales, des excréments, des excrétions de plantes de marais ou autres, fermentent au contact de l'air.

Ces animalcules infiniment petits, invisibles à l'œil nu, mais visibles à la loupe surtout lorsqu'on les place dans un liquide transparent et incolore, sont charriés par les courants d'air, et viennent s'abattre dans les villes et les campagnes, dans l'eau des fontaines et des rivières, sur les fruits et les aliments.

Ils pénètrent dans notre corps par l'air que nous respirons, par les liquides, les fruits ou autres aliments que nous consommons, et surtout par l'eau des fontaines, des puits et des pièces d'eau non fermées. Ils se reproduisent avec une rapidité effrayante dans l'estomac, les intestins, et le sang dont ils occupent bientôt la majeure partie du sérum.

Action des animalcules miasmatiques ou miasmes putrides sur le sang et les organes. Conséquences.

Ils établissent d'abord dans le sang, puis dans les organes, des foyers d'infection dont les principaux siéges sont :

L'estomac et les intestins, le pharynx, le larynx, les poumons et le cœur, le foie, les reins, puis le cerveau ; de sorte que la maladie développée dans chacun de ces organes, est déjà à elle seule un accident redoutable qui vient s'ajouter à l'état maladif général.

La présence de ces ferments putrides dans l'organisme y détermine donc un véritable empoisonnement général qui caractérise toutes les maladies épidémiques, et qui a pour conséquence :

1° La coagulation du sang qui devient veineux, noir, épais comme la gelée de cassis, et produit la cyanose pouvant déterminer l'asphyxie et la mort.

2° La suspension de toutes les fonctions indispensables à la vie, savoir :

Celles de l'estomac, du foie, des intestins, des reins et de la peau; puis celles des organes de la respiration, c'est-à-dire de l'appareil pulmonaire, suspendues peu à peu par suite de l'asphyxie déterminée par la coagulation du sang.

3° La décomposition du sang, des matières albuminoïdes, et de certains organes, décomposition qui entraîne fatalement la mort du sujet.

Tous ces phénomènes se suivent quelquefois de très près, c'est pourquoi dès les premiers symptômes de la maladie, symptômes que nous détaillons spécialement à chacune d'elles, on doit se hâter de mettre en pratique la médication qui s'y rapporte.

La fièvre intense, la chaleur élevée, la fréquence du pouls que l'on constate dans la plupart des maladies épidémiques, sont dues au développement de combinaisons nouvelles, et aux fermentations fournies par les excrétions (excréments, urines, transpiration insensible) restées dans le sang et les organes, par suite de la suspension des fonctions des intestins, des reins et de la peau.

En effet, la fièvre, la chaleur, la fréquence du pouls tombent dès que ces fontions sont rétablies.

Médication instituée par A. DEVILLEBICHOT, *pharmacien, contre les maladies épidémiques. Ses avantages irréfutables.*

Comme nous l'avons dit, les maladies épidémiques résultent toujours d'un empoisonnement du sang et des organes, par un principe azoté, mais vivant, et se propageant rapidement dans l'organisme ; ce qui nécessite une médication hâtive, et ayant des propriétés tout à fait spéciales.

Il est évident en effet, que pour guérir ces maladies, il faut anéantir ce principe azoté vivant qui en est la cause, puis l'éliminer rapidement par les voies de la défécation, c'est-à-dire par les intestins, les reins, la vessie et la peau.

C'est précisément en cela que consiste notre médication méthodique pour la guérison des maladies épidémiques : elle est absolument rationnelle, et donnera toujours d'excellents résultats, comme nous avons pu nous en convaincre pour le choléra en 1853, pour la variole en 1870, et depuis cette époque pour la scarlatine et le croup.

Notre médication méthodique est la seule qui offre les avantages suivants :

1° D'arrêter la maladie dès le début, et de la faire avorter en frappant d'intoxication dans l'organisme même, les animalcules miasmatiques, causes de la maladie.

2° D'avoir la même action dans toute phase de la maladie ; par conséquent de pouvoir l'enrayer, d'en arrêter instantanément les progrès, et d'amener la guérison là où toute autre médication échoue ; et cela même dans la troisième période du typhus ; même avant, pendant ou après le vomito nigro dans la fièvre jaune ; même dans la variole noire alors que tout espoir semble perdu.

Mais ce que notre médication a de remarquable et de précieux, c'est que nous sommes parvenu à renfermer la majeure partie des éléments qui la composent, dans des capsules d'un petit volume, pouvant être absorbées avec la plus grande facilité même par les enfants, et composant pour ainsi dire toute la médication des maladies épidémiques.

CAPSULES DEVILLEBICHOT *pour la guérison des maladies épidémiques. Globules pour la guérison radicale du croup.*

Les capsules Devillebichot doivent leurs admirables propriétés à la précision de l'action des médicaments qu'elles renferment; mais elles sont inoffensives, et seront administrées aux enfants tout comme aux grandes personnes.

Cinq, dix, quinze ou vingt capsules selon l'âge, administrées au malade, guériront comme par enchantement, les maladies les plus redoutables, parce qu'elles ont pour action :

1° De détruire les animalcules, ferments putrides, cause de la maladie.

2° De rendre immédiatement au sang sa fluidité et d'empêcher ainsi la cyanose et l'asphyxie pouvant déterminer la mort.

3° De rétablir les fonctions de la défécation, c'est-à-dire, des intestins, des reins et de la vessie et de la peau; de sorte que la fièvre tombe en quelques heures.

Il suffit pour cela de les employer méthodiquement comme nous allons l'indiquer à chaque maladie.

GLOBULES DEVILLEBICHOT *pour la guérison du croup.*

Nos globules contre le croup portent toute leur action sur l'appareil respiratoire, et particulièrement sur le larynx, siège des animalcules-ferments, causes de la maladie.

Pour atteindre ces animalcules nous avons composé avec connaissance de cause, des globules dont l'action est due à un principe volatil, car nous avons reconnu ceci : que les principes volatils et surtout les gaz, sont seuls aptes à guérir les affections de l'appareil de la respiration.

C'est ce qui explique en pareils cas le succès des sulfides, des eaux et préparations sulfureuses, du kermès, de l'iode, du brôme, des bromures, des iodures, des goudrons, de certaines huiles empyreumatiques, des phénols, des créosotes, etc.., tous médicaments subissant les modifications les plus heureuses, soit au contact des sucs gastriques, soit pendant la fermentation multiple des aliments dans les intestins grêles, soit enfin au contact des nombreux sels répandus dans le sérum du sang.

Nous ferons encore remarquer qu'il faut rapporter

à des faits complètement analogues, l'action bienfaisante des poudres, papiers, cartons, trochisques, bougies, que l'on fait brûler contre l'asthme symptomatique et les affections des bronches.

Les globules Devillebichot font périr en quelques heures tous les animalcules-ferments qui ont engendré le croup, mais sans porter le moindre préjudice au malade. Ils sont énergiques parce qu'ils sont réellement le remède du croup ; mais s'ils sont redoutables pour les infiniment petits, ils sont inoffensifs pour le malade, et au contraire bienfaisants à la dose où on les emploie.

La dose est de 20 globules pour les petits enfants.

25	id	de 5 à 10 ans
30	id	de 12 à 16 ans
40 à 50	id	pour les adultes.

Chacune de ces doses est pour un jour. Voyez croup, p. 90.

PRINCIPALES MALADIES ÉPIDÉMIQUES

QUI FRAPPENT LE PLUS COMMUNÉMENT L'HUMANITÉ.

On peut les diviser en trois ordres distincts, savoir :

PREMIER ORDRE. — Maladies ne donnant pas lieu à une éruption cutanée :

La fièvre typhoïde ;

Le typhus, ou typhoïde d'Europe ;

La fièvre jaune ou vomito nigro ;

Le choléra.

Dans ces maladies, le miasme infectieux ne donnant pas lieu à une éruption, devra être éliminé par les intestins et les reins.

DEUXIÈME ORDRE. — Maladies donnant lieu à une éruption cutanée :

La suette miliaire ;

La scarlatine ;

La varicelle ;

La variole ;

La varioloïde.

Dans ces maladies le miasme putride donnant lieu

à une éruption cutanée, devra être éléminé par la peau.

TROISIÈME ORDRE.

Le croup a son siège dans le larynx et à la glotte;

La coqueluche

La grippe ont leur siège dans les bronches.

Ces maladies ne donnent pas lieu à une éruption, portent complètement leur action sur les voies respiratoires, et le microbe qui les engendre, devra être frappé d'intoxication par un principe médicamenteux qui le rencontrera dans le larynx même.

TYPHUS OU FIÈVRE TYPHOIDE D'EUROPE.

La fièvre typhoïde est susceptible de régner toute l'année dans Paris, et de faire des victimes par ci par là; mais c'est surtout en automne qu'elle sévit avec le plus de vigueur, et fait de nombreuses victimes, principalement parmi les jeunes gens des deux sexes, aussi bien à la campagne que dans les villes.

Elle atteint déjà les enfants de 2 à 5 ans, elle est plus fréquente de 15 à 30 ans, plus rare chez les personnes de 30 à 40 ans, plus rare encore chez celles de 40 à 50 ans, et au-delà elle est exceptionnelle.

La fièvre typhoïde comprend trois périodes de plus en plus graves qui sont :

Première période ou période d'invasion, qui signale le commencement de l'empoisonnement du sang par les animalcules putréfiants.

Deuxième période, infectieuse pour le sang et les voies digestives.

Troisième période, infectieuse pour le sang, les voies digestives et tous les autres organes.

Première période ou premiers symptômes de la fièvre typhoïde, annonçant le début de cette fièvre.

Ces symptômes sont les mêmes pour presque toutes les maladies épidémiques.

Ils consistent d'abord pendant 8 ou 15 jours en des malaises fugaces, de peu de durée, qui se renouvellent de temps en temps dans la journée, et communiquent de la tristesse, de l'inquiétude ; en des maux de tête, des étourdissements, des frissons, le manque d'appétit. Le ventre est gêné, ballonné, tendu, puis semble se rétracter ; il y a constipation, les urines sont rares, troubles et foncées ; la peau est sèche ; le sommeil est lourd, accompagné de rêves pénibles et attristants. Mais un symptôme caractéristique qui fait qu'il n'y a pas à se tromper sur la nature de la maladie, c'est que les malades, les adultes surtout, éprouvent de fréquents saignements de nez; le sang n'est pas rouge vermeil, il est rougeâtre.

Deuxième période de la fièvre typhoïde.

Les miasmes ou animalcules putréfiants se reproduisent rapidement, se répandent de plus en plus dans le sang qui s'altère progressivement, de sorte que les symptômes s'aggravent de jour en jour.

Le malade ressent des frissons fréquents, de violents maux de tête, de cœur, des envies de vomir. Son appétit est nul ; il est très altéré ; il éprouve de la fatigue dans tous les membres ; la constipation est complète, le ventre gêné semble paralysé ; les urines sont rares, la peau est sèche, le pouls plus ou moins fréquent, la chaleur considérable (39° à 40° degrés centigrades). Le malade marche difficilement, comme un homme ivre ; il est obligé de garder le lit ; alors commence la troisième période de la maladie.

Troisième période de la fièvre typhoïde.

Le malade est de plus en plus accablé, sa physionomie s'altère, prend un air hébêté et d'une grande tristesse. Sa langue est sale au milieu, nettoyée sur les bords et à la pointe ; puis elle devient globuleuse ou sèche et ridée, tremblottante ; le malade a de la peine à la faire sortir de sa bouche qui est sale aussi dans toute son étendue. Le ventre se ballonne, et il survient assez souvent des nausées et des vomissements ; le pouls est fréquent, et la température du sang est de 40 et même de 41 degrés centigrades.

Les intestins sont en proie à un véritable foyer purulent, le ventre est gonflé, douloureux à la pression, il en est de même de l'hypocondre droit. La stupeur caractéristique dégénère en coma ; un délire ordinairement léger se manifeste à une période plus ou moins avancée.

Du côté des fonctions des poumons on observe la toux, l'oppression et le râle des bronchites, rarement ceux de la pneumonie. L'ouïe se perd, et dans les cas graves, les mains font continuellement le geste de chercher sur les draps du lit un objet fin (carphologie).

Vers le dixième jour se voient sur la face antérieure du tronc, des sudamina (typhoïde), des pétechies (typhus); les taches lenticulaires peuvent se montrer plus tard. Le séjour prolongé au lit peut produire sur la peau du sacrum des excoriations et des escarrhes.

A la fin de cette période, l'empoisonnement miasmatique est complet, car le sang et tous les organes sont de véritables foyers d'infection.

Médication générale de la fièvre typhoïde,
par A. Devillebichot, *pharmacien.*

Médication à appliquer dès la première période de la maladie.

1° Dès que l'on aura reconnu la nature de la maladie par les symptômes que nous avons décrits relativement à cette période, on fera prendre au malade les capsules antiseptiques Devillebichot.

La dose sera :

Six capsules par jour pour les enfants, une toutes les deux heures.

Dix capsules par jour pour ceux de 8 à 12 ans, une toutes les deux heures.

Quinze capsules par jour pour ceux de 12 à 16 ans, une toutes les heures.

Vingt capsules par jour pour les adultes, une toutes les heures.

On les fera prendre chaque fois avec une tasse d'infusion de bourrache.

Les capsules auront pour résultat d'empêcher la coagulation du sang, la cyanose, l'asphyxie et les congestions — de faire périr rapidement les animalcules qui ont déclaré la maladie — de les expulser ensuite par les intestins, les reins et la vessie.

2° Le soir on lui fera prendre une copieuse infusion de bourrache et feuilles d'oranger, puis on le couvrira chaudement pour provoquer une abondante transpiration.

Cette simple médication employée à temps fera avorter la maladie.

Médication curative de la fièvre typhoïde à employer durant la deuxième période de la maladie.

Si l'on a négligé d'administrer au malade dès le début, la médication que nous venons d'indiquer ; la maladie fait des progrès, le sang se trouve infecté ainsi que les voie digestives, estomac et intestins ; mais il n'y a rien encore du côté du cerveau, du cœur, du foie et des poumons.

On est encore maître de la maladie, et par l'emploi de notre médication on la domptera en quelques jours (v. 2° période de la fièvre typhoïde).

Mais si au contraire on attend encore, si on laisse la maladie suivre son cours, opérer librement son œuvre de destruction, chaque organe en se laissant envahir par le miasme putride, offre des complications inattendues, difficiles à vaincre, et qui mettent le malade en danger de mort.

Médication.

1° Les capsules antiseptiques Devillebichot comme il a été dit précédemment.

2° Administrer matin et soir le lavement suivant :

R.	Capsules Devillebichot..........	nº 2
	Dissolvez dans eau chaude........	350 gram.
	Ajoutez teinture d'iode..........	10 gouttes
	Mêlez.	

Pour les enfants on mettra 200 gram. d'eau et 4 gouttes de teinture d'iode.

Ce lavement est antiseptique et fondant : il fera périr les animalcules logés dans les intestins, et dissipera les engorgements qui auraient pu s'y développer.

Si la constipation est persistante, on donnera tous les matins au malade une cuillerée à soupe d'huile de ricin battue avec un peu de lait tiède sucré, et une cuillerée à soupe d'eau de fleurs d'oranger.

Tout le temps infusions de bourrache à la soif du malade. Transpiration vers le soir. Nourriture légère indiquée par le médecin.

Nota. — Le sulfate de quinine dans toutes ces maladies n'a qu'une action secondaire, qui n'est pas à comparer avec celle des capsules Devillebichot qui guérissent en détruisant les causes mêmes de la maladie (voyer capsules Devillebichot). Le sulfate de quinine au contraire ne combat que les effets, et rendra des services, employé à petites doses, une fois que le malade sera sauvé, et qu'il sera utile de faire disparaître quelques accès de fièvre erratique.

Médication curative de la fièvre typhoïde à appliquer durant la troisième période de la maladie.

Lorsqu'on a laissé la fièvre suivre son cours par la médecine d'expectation, ou qu'elle a été traitée timidement, avec hésitation, les symptômes se sont encore aggravés, car les miasmes infectiueux ayant pénétré avec le sang dans les organes, y ont établi des désordres profonds dont on n'est plus maître, et qui compromettent sérieusement la vie du malade.

Il est plus que temps alors d'adopter une médication énergique et rationnelle, et la nôtre sera encore la meilleure.

Médication.

1° Capsules antiseptiques Devillebichot six à vingt par jour selon l'âge, tout le temps de la maladie.

2° Tisane de bourrache à la soif du malade.
3° Lavement antiseptique et fondant.

R. Capsules Devillebichot.......... n° 3
Dissolvez dans eau tiède......... 350 gram.
Ajoutez : Teinture d'iode........ 20 gout.
Mêlez.

Pour les enfants, 6 gouttes de teinture d'iode et 200 grammes d'eau tiède.

4° Tous les matins une cuillerée à soupe d'huile de ricin.

3° Enfin, dans les cas désespérés, et si malgré cette médication énergique les intestins persistent dans leur état paralytique ou ne donnent que des selles insuffisantes, on appliquera sur le ventre l'emplâtre suivant :

R. Thapsia................. 20 centimètres carrés
Huile de croton tiglium ... 20 gouttes.

étendez l'huile avec soin sur le thapsia, appliquez-le, et laissez-le en place jusqu'à ce qu'il ait produit une forte éruption. On enduira ensuite la place avec le glycéré d'amidon.

Après chaque selle on versera dans le vase un peu de solution de permanganate de potasse, qui, détruisant les animalcules-ferments, empêchera la maladie de se propager dans la maison, même dans le quartier.

Tout pharmacien devrait préparer dans ce but des flacons de 100 gr. de solution au millième de permanganate de potasse, soit 1 gr. par litre d'eau.

Tenir le malade chaudement.

Nous indiquons la médication méthodique générale capable de sauver le malade ; mais les mille soins journaliers que nécessitent des maladies d'une telle gravité, reviennent complètement au médecin qui devient comme toujours le conseiller de la famille.

FIÈVRE JAUNE OU VOMITO-NIGRO.

La fièvre jaune résulte de l'empoisonnement du corps humain par des miasmes putrides ou animalcules-ferments provenant de la fermentation putride des excrétions des plantes de marais.

Ces excrétions ne sont autre chose que les excréments des plantes, ou déjections résultant de leur alimentation.

Les conséquences de cette intoxication sont :

1° L'altération et l'empoisonnement du sang, de toutes les humeurs, de toutes les sécrétions, de tous les organes.

2° La suspension plus ou moins complète des fonctions de la peau, des intestins, des reins et de la vessie.

La fièvre jaune offre trois périodes, savoir :

Première période, ou période d'invasion ;

Deuxième période, ou du vomito-nigro ;

Troisième période, ou période hémorrhagique.

Première période de la fièvre jaune, ou période d'invasion qui signale le commencement de la maladie.

Elle s'annonce pendant plusieurs jours par des malaises vagues, des frissons, des sueurs froides, des maux de tête, des étourdissements, des maux de cœur, des envies de vomir ; le malade est inquiet, attristé.

L'épigastre et l'hypocondre droit sont douloureux, les boissons elles-mêmes provoquent le vomissement.

La langue et les lèvres sont tremblantes ; le pouls est tantôt fréquent, tantôt lent, la chaleur de la peau est généralement faible.

Ces symptômes s'aggravent de jour en jour, jusqu'à ce que le malade ne puisse plus se porter; il entre alors dans la deuxième période.

Deuxième période de la fièvre jaune ou période du vomito-nigro.

Dès le quatrième jour les téguments injectés deviennent jaunes; cependant cette teinte ne se montre quelquefois qu'aux conjonctives.

Des vomissements semblables à du marc de café apparaissent chez la majeure partie des malades; les urines sont souvent complètement suspendues. Des ecchymoses ainsi que des plaques gangréneuses se montrent sur les diverses parties du corps.

Troisième période de la fièvre jaune ou période hémorrhagique.

Sous l'action prolongée des microbes ou animalcules miasmatiques putréfiants, le sang se décompose; les extrémités des artérioles se corrodent, et des hémorrhagies se manifestent par toutes les ouvertures naturelles.

Une parotide ou des bubons se présentent quelquefois.

Médication curative de la fièvre jaune par
A. DEVILLEBICHOT, *pharmacien.*

Nous divisons cette médication en deux parties :
La première partie est la médication préservative.
La deuxième partie est la médication curative.

Médication préservative de la fièvre jaune.

La médication préservative que nous allons indiquer pourrait être mise en usage contre toutes les maladies épidémiques ; mais en tenant compte de l'indifférence naturelle aux humains, elle ne le sera guère que lorsque l'épidémie sévira de rue en rue, de maison en maison, de porte en porte.

Elle doit être employée par tout le monde en présence de l'épidémie, comme compagne de l'hygiène et de l'alimentation de l'époque.

Elle a pour résultat de faire périr les animalcules infectieux soit lorsqu'ils se présentent autour de nous, soit quand ils pénètrent dans notre économie, c'est-à-dire dans notre corps.

Soins hygiéniques.

1° Tenir les appartements, les escaliers, les cours, les rues dans un très grand état de propreté, et les arroser dès le matin et vers le soir avec de l'eau renfermant 2 grammes d'acide phénique par litre.

Ne boire l'eau que filtrée ou ayant bouilli, et passée ensuite à travers un linge serré, ou de l'eau renfermant par litre un milligramme de permanganate de potasse qui est tonique et un désinfectant de premier ordre.

R. Permanganate de potasse.............	1 gramme
Eau ordinaire........................	1 litre
Mêlez, faites dissoudre..................	—

Vingt gouttes de cette solution contiennent 1 mlligram. de permanganate de potasse.

Se laver les mains, le cou, le visage et la tête avec la même eau, et s'en rincer la bouche dès le matin et après les repas.

Laver de même les fruits : brosser le pain, cacher les aliments froids; faire cuire largement les viandes, et le lait que l'on aura soin de tenir dans une armoire bien close.

2° Prendre les capsules antiseptiques Devillebichot dans le courant de la journée, soit en mangeant, soit entre le repas.

3° La dose de 2 pour les enfants
4 pour les jeunes gens
6 pour les grandes personnes.

4° Se purger une fois par mois au moins avec l'huile de ricin, car moins le corps renfermera de mucosités et de déjections, plus la maladie sera facile à guérir si elle se déclare.

Nous préférons l'huile de ricin à tout autre purgatif, parce que comme toutes les huiles elle a des propriétés antiseptiques.

La médication préservative est excellente pour préserver de la maladie ceux qui en feront un usage journalier depuis le commencement de l'épidémie ; mais lorsqu'on éprouvera le moindre des symptômes que nous avons signalés dans la première période de la maladie, la médication préservative devient insuffisante, et c'est la médication curative que nous indiquons ci-après qui devra être mise au plus vite en pratique pour éviter le vomito nigro, les angoisses et les douleurs qui l'accompagnent, enfin pour éviter la mort !

Médication curative de la fièvre jaune par A. DEVILLE-BICHOT, *pharmacien.*

Cette médication a pour résultat :

1° De détruire les animalcules infectieux, causes de la maladie, et qui se répandent d'abord dans le sang et les voies digestives, puis dans les autres organes.

2° D'empêcher la coagulation du sang et le vomito-nigro ;

3° De rétablir les fonctions de la défécation, c'est-à-dire des intestins, des reins et de la peau, tout en expulsant les animalcules anéantis.

Les capsules antiseptiques Devillebichot suffisent seules pour produire ces remarquables phénomènes, et rétablir la santé souvent en quelques heures.

Mode d'emploi des capsules antiseptiques DEVILLEBICHOT *pour la guérison de la fièvre jaune.*

On prendra chaque capsule avec une tasse d'infusion aromatique quelconque.

Dose :

6 capsules par jour pour les enfants, une toutes les deux heures.

10 capsules par jour pour les jeunes gens, une toutes les heures.

20 capsules par jour pour les adultes, une toutes les heures,

2° Lavement antiseptique et fondant :

R.	Capsules Devillebichot.....	n° 3
	Dissolvez dans eau tiède...	350 gram.
	Ajoutez : teinture d'iode...	20 gouttes
	Mêlez.	

Pour les enfants une capsule et la moitié du reste.

Ce lavement ne sera donné qu'une ou deux fois dans le cours de la maladie, lorsqu'elle sera très intense. Les autres jours on donnera simplement le lavement suivant :

R.	Capsules Devillebichot.........	1 à 3
	Eau tiède.....................	150 à 350
	Mêlez.	

C'est aussi le lavement à administrer même dès les premiers symptômes de la maladie.

On continuera cette simple médication jusqu'à la guérison qui ne se fera pas attendre. Mais la fièvre jaune étant une maladie des plus dangereuses, la facilité de la guérison dépendra surtout de l'empressement que l'on mettra à employer notre médication.

Les capsules Devillebichot prises dès les premiers symptômes, dès la première période de la maladie, enrayeront celle-ci qui guérira en deux jours, et empêcheront le vomito-nigro d'avoir lieu.

Mais lorsque le vomito sera déclaré, c'est-à-dire que le malade sera entré dans la deuxième période de la maladie, on fera prendre au malade les capsules Devillebichot en dissolution dans une infusion aromatique tiède, à la dose indiquée précédemment.

On donnera le matin et le soir le lavement obtenu en faisant dissoudre deux ou trois capsules dans 350 gr. d'eau tiède.

Dans la troisième période de la fièvre jaune, même lorsque les hémorrhagies auront lieu par les ouvertures naturelles, on administrera les capsules au nombre de 6, 10, 15, 20 par jour, comme il a été dit.

On donnera aussi deux fois par jour le dernier lavement ci-dessus.

En même temps qu'elles feront périr les animalcules putréfiants, les capsules Devillebichot rétabliront les fonctions des organes de la défécation, de sorte que la convalescence aura lieu très rapidement.

Pendant tout le temps de la convalescence, on devra prendre chaque jour trois capsules Devillebichot, dont une toutes les quatre heures pour empêcher toute rechute.

Les autres soins ainsi que l'alimentation seront subordonnés à l'appréciation du médecin.

CHOLÉRA MORBUS.

Son action sur le corps humain — Description d'après le Dr *Tardieu. — Période algide, cyanique ou asphyxique. Période de réaction. — Théorie et Médication* DEVILLEBICHOT.

Le Choléra, de même que toutes les autres maladies épidémiques, est la conséquence de l'envahissement du corps de l'homme par des animalcules putréfiants spéciaux.

L'empoisonnement occasionné par les animalcules cholériques est le plus dangereux de tous ceux de ce genre ; en effet, quelquefois on est frappé tout à coup sans s'être rendu compte de son envahissement; mais cependant presque toujours c'est-à-dire 99 fois sur

100, on éprouve des malaises qui, pris en considération de la part de celui qui les ressent, lui feront éviter leurs conséquences funestes s'il emploie de suite notre médication. Car malgré sa gravité exceptionnelle, on guérira le choléra tout comme les autres maladies épidémiques si l'on suit ponctuellement nos conseils.

Action du virus cholérique sur le corps humain, d'après le Dr Tardieu.

Premiers symptômes du choléra, qui annoncent que l'on en est atteint.

« Le choléra endémique dans sa forme la plus commune, peut se montrer tout d'un coup sous l'influence d'une cause occasionnelle quelconque, et son invasion dans le sujet frappé n'est marquée que par un malaise subit, des vomissements et par des évacuations réitérées suivies de syncopes (choléra foudroyant).

Mais la plupart du temps, il est annoncé par des souffrances vagues, un affaissement rapide, des coliques sourdes, des douleurs d'estomac, de mauvaises digestions, des diarrhées, des sueurs abondantes, des troubles des sens, un ralentissement plus ou moins considérable de la circulation du sang. Souvent un grand abattement moral se joint à cet état qui dure un ou deux jours, mais que l'on a vu se prolonger sept et même quatorze jours.

Lorsque la maladie est bien développée, les symptômes se suivent dans un ordre régulier qui permet de reconnaître deux périodes naturelles distinctes, savoir :

Première période du choléra, période que l'on nomme algide, cyanique ou asphyxiqne.

Les phénomènes qui précèdent, et qui sont l'indice de l'invasion du corps par les animalcules cholériques ont été en augmentant ; les vomissements et les selles se répètent de plus en plus. Un véritable flux s'établit, d'abord séreux ou légèrement bilieux, puis composé de matières dites cholériques, liquides, blanchâtres, grumeleuses, ou bien troubles assez uniformément, semblables tantôt à de l'eau de vaisselle, ou à du thé troublé par quelques gouttes de lait, ou à une décoction de riz ou de gruau, ou à une bouillie claire, d'une odeur fade, spermatique, présentant quelquefois des taches de bile, de sang ou des vers lombrics.

Ces évacuations manquent rarement et durent quelquefois jusqu'à la fin de la maladie.

Une soif ardente, une douleur profonde à l'épigastre, un hoquet prolongé les accompagnent ordinairement ; en même temps, des crampes excessivement pénibles se montrent dans tous les membres, surtout aux mollets ; les muscles du ventre sont dans un état de contracture avec douleurs atroces et dureté excessive. »

Ces crampes sont dues à la contraction imprimée aux nerfs et aux muscles, par la perte des sucs lymphatiques destinés à les humecter et à leur donner de la souplesse.

« On observe aussi des mouvements spasmodiques, les doigts et les orteils s'écartent et se recourbent.

Le pouls s'abaisse et devient presque insensible ; les traits sont altérés ; des tremblements et une agitation assez vive se manifestent. Le froid augmente rapidement ; des plaques bleuâtres se montrent d'abord aux extrémités ; la peau prend une teinte cyanosée presque générale ; les ongles sont livides et presque noirs, les doigts ridés, les parties génitales rétractées.

Le volume du corps diminue rapidement et d'une

manière sensible ; l'œil enfoncé dans l'orbite est terne et entouré d'un cercle noirâtre ; la conjonctive est flétrie, la respiration est faible et lente, ou rare et anxieuse ; l'haleine est froide, le pouls cesse ou ralentit ses mouvements qui semblent réduits à des oscillations. Les sécrétions s'arrêtent, la voix s'éteint, il ne reste plus que le souffle. Le nez est glacé et tombe parfois en gangrène ; la cornée s'abaisse et se plisse ; des taches de sang apparaissent sur la sclérotique ; une sueur visqueuse couvre le visage et les extrémités ; l'intelligence qui était restée intacte s'obscurcit ; la respiration s'embarrase, le hoquet commence, et la mort arrive au milieu d'un calme apparent.

Cette première période peut se terminer fatalement par le seul fait des évacuations, avant la cyanose et les crampes.

Quelquefois aussi l'on voit les accidents cesser graduellement, et le retour à la santé s'opérer naturellement sans que le rétablissement des fonctions soit accompagné d'un état morbide nouveau.

En tout cas, le plus ordinairement lorsque le malade résiste, les symptômes changent, et il entre dans la deuxième période dite de réaction.

Deuxième période du choléra dite période de réaction.

Le froid parvenu à un certain degré cesse de s'étendre, la chaleur revient peu à peu, le pouls augmente et devient fébrile ; le visage se colore, l'œil s'anime, une réaction générale se manifeste. Si elle doit amener une guérison facile, les vomissements deviennent moins fréquents, la diarrhée persiste, mais la matière dite cholérique disparaît des évacuations ; la sécrétion urinaire reparaît. Le dégoût, la soif, les douleurs du ventre qui ont persisté encore quelque temps se dissipent, le pouls se régularise et la convalescence commence.

La durée moyenne du choléra est de deux à trois jours, mais il est quelquefois foudroyant et tue en six heures et moins ; d'autres fois la lutte se prolonge beaucoup plus longtemps, on l'a vu durer jusqu'à 50 jours. »

Théorie de DEVILLEBICHOT, *pharmacien, sur le choléra.*

Les redoutables phénomènes que nous venons d'exposer, ont lieu lorsqu'on ne ſait rien pour combattre le choléra, qui par sa nature exige une médication qui n'a pas encore été employée jusqu'ici.

Eh bien, par notre médication anti-septique, le choléra se trouvera réduit à ses premières atteintes, par l'anéantissement complet des animalcules qui l'engendrent.

Nous reconnaissons dans le choléra, non pas deux périodes, mais bien trois, savoir :

Première période, période d'invasion qui est annoncée par les malaises que nous avons décrits aux premiers symptômes.

Deuxième période, algide, cyanique, asphyxique.

Troisième période, de réaction ou de convalescence.

L'empoisonnement occasionné par le miasme cholérique est le plus terrible de tous ceux de ce genre, en raison de la promptitude de son action. Cette action sur l'organisme est diamétralement opposée à celle des miasmes qui engendrent les fièvres éruptives (suette, scarlatine, variole) car tandis que dans les fièvres éruptives, les animalcules et le mucus qu'ils ont infecté sont rejetés hors du corps par la peau; dans le choléra les animalcules et les liquides dans lesquels ils vivent et se meuvent, sont rejetés après avoir été rendus impropres à la vie, par les voies qui amènent au sang les principes alimentaires résultant de la digestion, puis au dehors du corps par l'estomac sous forme de vomissements, et enfin par les intestins sous forme de selles liquides réitérées et excessivement abondantes.

Cette éruption interne est une véritable débâcle de tous les liquides renfermés dans l'organisme; le corps diminue à vue d'œil, et se trouve bientôt réduit au contenant, et ne renferme guère comme contenu, que le sang en voie de coagulation privé de la majeure partie de son sérum.

Le flux de ces matières qui s'établit dès le commencement de la maladie, renferme d'abord les produits élaborés, du foie, du pancréas, de l'estomac et des intestins; puis toute la série des produits chimiques salins renfermés dans le sérum du sang, tels sont : les phosphates, lactates, carbonates, sulfates de chaux, de soude, de potasse; les chlorures, les sels albumineux, les urates et autres résultant de la digestion. Le corps, disons-nous, se trouve à peu près vide ; les combinaisons chimiques qui s'opèrent ordinairement dans le sang ont cessé d'exister, et avec elles, les phénomènes électro-magnétiques qui en sont la conséquence, et le calorique qui est la vie.

Le corps se refroidit, se glace ; le sang se coagule en produisant la cyanose et l'asphyxie, et le malade meurt d'une véritable inanition, après avoir éprouvé de cruelles souffrances.

Mais puisque ce flux cholérique met les jours du malade en danger, devra-t-on se hâter de l'arrêter ?

Il faut bien s'en garder, parce que ce flux renfermant les animalcules qui ont causé la maladie, il faut le laisser débarrasser le corps, et même l'y aider ; et parce qu'il y aurait autant de danger à faire cesser cette éruption dans les voies intérieures, qu'il y en aurait à s'opposer à l'éruption externe dans la variole et la scarlatine : ce serait selon l'expression vulgaire. « Enfermer le loup dans la bergerie » la conséquence serait infailliblement la mort !

C'est précisément ce qui arrivait en 1853 ; on arrêtait les vomissements et les selles cholériques avec force laudanum et ratanhia, de sorte que tous les malades mouraient empoisonnés par le miasme cholérique et par le laudanum pris en excès.

On arrêtera le flux cholérique, quand le moment sera venu, comme nous allons l'indiquer à chaque période du choléra.

Les opiacés, opium, laudanum, sels de morphine, le chloral ou autres narcotiques et anesthésiques rendront de grands services dans cette maladie si douloureuse ; mais c'est seulement une fois que l'on aura expulsé le poison miasmatique, qu'il faudra limiter les vomissements et les selles, et donner au malade du repos et un sommeil réparateur.

Médication du choléra
par A. DEVILLEBICHOT, *pharmacien.*

La médication du choléra doit être un véritable contre-poison qui ait pour résultat :

1° De détruire les animalcules infectieux répandus dans le sang et les voies digestives ; puis les expulser rapidement.

2° D'empêcher en même temps la coagulation du sang, la cyanose et l'asphyxie qui en résultent.

3° De rétablir toutes les fonctions des divers organes, fonctions complètement troublées par l'action du miasme cholérique.

Notre médication se divise deux parties :

1° La médication préservative du choléra.

2° La médication curative.

Nous dirons tout d'abord que ce qu'il y a de plus à craindre en temps de choléra, c'est la peur, qui fait de nombreuses victimes.

La peur en effet, altère les fonctions des organes, influe sur la circulation du sang ; alors le pouls se ralentit ou s'exalte, la respiration devient oppressée, spasmodique, et la bile comprimée par le spasme, se précipite en abondance dans les intestins, et engendre des diarrhées qui sous l'influence cholérique, peuvent devenir funestes.

Nous nous sommes rendu compte à temps voulu ; de ces paniques qui s'emparent des populations au nom seul de l'épidémie ; en ce temps elles sont insurmontables, et il est impossible de les éviter.

La peur commence par un tremblement suivi d'un spasme à la hauteur des reins ; par la tension du ventre, le retrécissement de l'estomac avec impossibilité de manger ; par une tristesse inexplicable, un grand refroidissement, et une exaltation cérébrale suivie d'un abattement considérable.

A ce moment le meilleur remède pour combattre la peur et ramener le courage et l'énergie, consiste à remonter le moral du patient, et à lui faire boire quelques bons verres de vin chaud à la cannelle et au rhum, jusqu'à ce qu'il ait repris son caractère naturel, ou qu'il soit vaincu par le sommeil. On lui donnera ensuite une nourriture confortable et de bon vin, car lorsque les épidémies sévissent avec rigueur, il est indispensable pour tout le monde de s'exciter le moral sans cependant faire d'excès.

Enfin, on lui fera prendre tous les jours 4 de nos pilules antiseptiques Devillebichot, grâce auxquelles le choléra est sinon impossible, du moins atténué au point de n'être plus mortel.

Médication hygiénique, préservative du choléra, ou hygiène anti-épidémique à suivre tout le temps de l'épidémie.

1° Dès que la nouvelle de l'apparition du choléra se répand, on devra se purger avec une bouteille d'eau de sedlitz à 50 grammes de sel ou une limonade citro-magnésienne gazeuse ; car le purgatif fortifie en nettoyant l'estomac et les intestins, et rend la maladie plus facile à guérir.

2° On prendra le matin, à midi et le soir après chaque repas, une capsule antiseptique Devillebichot, soit avec du café, du thé, ou un peu de liqueur de menthe étendue d'eau.

L'avantage exceptionnel des capsules anti-épidémiques Devillebichot, c'est de renfermer sous un petit volume la médication complète du choléra et de toutes les maladies épidémiques, car les principes qu'elles renferment exterminent tous les animalcules qui engendrent n'importe laquelle de ces maladies excepté le croup, la coqueluche et le grippe (voyez globules contre le croup, page 19). Elles remplaceront donc surtout en voyage toute la médication préservative et presque toute la médication curative.

Ne boire l'eau que filtrée ou ayant bouilli, ou renfermant par litre un milligramme de permanganate de potasse; user de la même eau en rince-bouche. Laver de même les fruits, brosser le pain, cacher les aliments froids et le lait que l'on aura soin de faire bouillir largement, et tout ce que l'on ne consomme pas de suite.

Alimentation régulière mais modérée; repas léger le soir; user de tout, fruits, vins, bières, liqueurs, mais avec modération car rien n'est nuisible comme les excès. Cependant nous recommandons de prendre un peu plus de vin que d'habitude, et de faire usage d'un verre de vin généreux ou de rhum entre les repas et le soir avant de se coucher, comme on avait l'habitude de le faire en 1853, pour remonter le moral considérablement affaissé, lorsqu'une épidémie sévit de rue en rue, de maison en maison, de porte en porte.

Seulement en 1853, excepté Raspail qui avait compris la nature du choléra, on n'avait aucune idée des animalcules infectieux, de sorte que la médication portait entièrement sur les effets au lieu de porter sur les causes, et n'avait par conséquent aucune action, ce qui est tout le contraire avec nos capsules antiseptiques.

Le camphre, l'alcool camphré, l'eau-de-vie camphrée seront employés avec succès en aspirations, lotions, arrosages.

Tenir les appartements et toutes les parties de la maison très propres ; les arroser dès le matin avec l'eau additionnée de phénol ; les ouvrir dès le matin, les fermer dès huit heures jusqu'à six heures du soir, c'est-à-dire pendant la chaleur du jour.

Laver tous les matins à grande eau les cours et les rues, car l'eau dissout les gaz, et entraîne toutes les matières animales susceptibles de fermenter au contact de l'air et de la chaleur.

A la campagne, tenir très propres les alentours des habitations, nettoyer chaque jour les étables, les ouvrir dès le matin, les fermer pendant la chaleur après les avoir arrosées avec l'eau additionnée de phénol et d'alcool camphré. Enfin se conformer aux réglements de police.

Observation. Recommandation.

La médication préservative dans le choléra est cent fois plus importante que dans toute autre maladie épidémique ; d'abord parce que l'on peut être atteint en pleine campagne d'une attaque de choléra foudroyant, et mourir dans un lieu écarté sans que personne de la famille ne s'en doute ; ce qui n'arrivera jamais à quiconque fera usage des capsules anti-épidémiques Devillebichot.

Puis, parce que dans les autres maladies, on a toujours le temps de frapper à mort les animalcules infectieux, en raison de leur long séjour dans le corps ; tandis que dans le choléra, le départ précipité de tous les liquides renfermant en élaboration et en dissolution les principes qui entretiennent la vie de l'homme, épuise le corps comme une vaste hémorrhagie et peut déterminer la mort.

Enfin le choléra est une maladie des plus douloureuses que l'on doit chercher à éviter à tout prix.

Médication curative du choléra, par A. DEVILLEBICHOT, *pharmacien.*

Médication à employer dès les premiers symptômes, qui signalent le commencement de l'empoisonnement miasmatique.

Les premiers symptômes du choléra consistent en des souffrances vagues, des maux de cœur, des envies de vomir, des douleurs d'estomac, de mauvaises digestions, des diarrhées, des sueurs froides et abondantes, des troubles des sens, et un ralentissement plus ou moins considérable de la circulation ; le malade est triste, abattu, consterné, épouvanté.

Lorsqu'en temps de choléra, on éprouve ces divers malaises, c'est que l'on est atteint du choléra ; on devra donc employer sans perdre une minute la médication ci-après qui fera avorter la maladie en détruisant rapidement les animalcules cholériques, et en les rejetant hors du corps.

1° On fera prendre au malade les capsules antiseptiques Devillebichot avec une infusion de menthe chaude additionnée d'une cueillerée à café de rhum. On peut employer toute autre infusion aromatique.

Dose : 6 capsules par jour pour les enfants, une toutes les 2 heures.

10 pour les jeunes gens, id.

15 à 20 pour les adultes, une toutes les heures.

2° Le lendemain matin on le purgera avec une bouteille d'eau de sedlitz gazeuse à 50 gr. ou une limonade Rogé, suivie d'une consommation abondante de thé léger ou autre infusion aromatique.

3° Continuer les capsules Devillebichot chaque jour à la dose indiquée jusqu'à ce que tout malaise ait disparu, que l'appétit et les autres fonctions de la vie aient reparu.

Au bout de quelques jours, pour empêcher toute rechute, on prendra les capsules à la dose indiquée dans la médication préservative.

4° Si les selles sont trop abondantes à la suite de la purge, et que le malade éprouve des faiblesses, on lui fera prendre toutes les heures une cuillerée de la potion anti-cholérique indiquée dans la médication de la deuxième période du choléra. Mais ce serait là un fait isolé, car le miasme toxique anéanti par les capsules antiseptiques ne produit plus le flux cholérique ; ce qui fait voir l'urgence de les employer dès les premiers symptômes de la maladie.

Médication curative du choléra à appliquer durant la deuxième période, ou période algide, cyanique, asphyxique.

Lorsque la maladie se sera développée parce que l'on aura négligé l'emploi de notre médication, dès la première période, le malade se trouvera exposé à toutes les phases douloureuses que nous avons mentionnées dans la période cyanique.

Dans le cours de cette période, le sang épuisé, réduit à peu près au coagulum, devient veineux, noir, épais au point que l'on peut pratiquer une saignée, ou une coupure quelconque, sans que le sang s'échappe autrement que sous forme d'un petit caillot noir gélatineux, semblable à de la gelée de cassis.

Symptômes qui caractérisent la deuxième période du choléra.

Ce sont les vomissements, les selles abondantes et continues, d'une nature spéciale, dites selles cholériques (Voir période algide, cyanique, asphyxique).

Médication à appliquer pendant cette période.

1° Aider le flux cholérique à s'échapper rapidement et librement, en donnant au malade une bouteille d'eau de sedlitz gazeuse à 50 grammes, ou une limonade Rogé, par verre tous les quarts d'heure.

2° Dans l'intervalle de la purge, on lui fera prendre une capsule avec quelques gorgées d'eau, soit trois capsules pendant qu'il prendra son purgatif.

Une fois qu'il aura absorbé ce dernier, il en accélérera l'action au moyen du bouillon d'herbes, et il prendra en même temps toutes les heures ou toutes les deux heures selon l'âge, une capsule antiseptique Devillebichot, à la dose indiquée précédemment.

3° Lorsque l'évacuation aura été suffisante, et que le malade éprouvera des faiblesses, des crampes, dues à la perte des sucs vitaux, on lui fera prendre la potion suivante :

Potion anticholérique Devillebichot.

R. S. Nitrate de Bismuth	8	grammes
Sirop d'écorces d'oranges am.	60	—
Acétate d'ammoniaque.	10	—
Julep gommeux.	125	—
Ether nitrique	2	—
Laudanum Sydenham	2	—
Teinture de cannelle.	1	—

Mêlez par cuillerées à soupe toutes les demi heures d'abord, puis toutes les heures.

Cette potion arrêtera les selles, fluidifiera le sang, fera disparaître les spasmes, les douleurs, et procurera un peu de sommeil au malade.

3° Lavement antiseptique et astringent :

R. Extrait de Ratanhia.........	2	gram.
Capsules anti-septiques......	2	capsules.
Eau tiède..................	350	gram.

Mêlez, donner ce lavement une ou deux fois jusqu'à cessation des selles.

On donnera ensuite tous les soirs au malade un lavement composé de 350 gram. d'eau et de 2 capsules antiseptiques.

On donnera aux enfants la moitié de la dose de ces lavevements.

La sécrétion urinaire n'a disparu qu'en raison de l'absence des liquides, elle se rétablit d'elle-même quand le flux cholérique est arrêté.

Cette médication tout en guérissant le choléra, empêchera le développement des maladies qui l'accompagnent ordinairement, et qui sont : la pneumonie, la méningite, la gastro-entérite, résultant toutes de l'action du miasme putride sur les poumons, le cerveau, les intestins.

4° On réchauffera le malade au moyen de cruchons remplis d'eau chaude, enveloppés dans des linges ; ou mieux avec du son ou du sable chauffés, placés dans des sacs plats et larges ou dans des taies d'oreillers.

On calmera la soif avec le thé, le café additionnés d'un peu de rhum ; avec le vin à l'eau de seltz ou l'eau de seltz pure par gorgées ; avec quelques fragments de glace. Le punch, le vin chaud sucré à la cannelle, le rhum soutiendront l'énergie du malade. Le bouillon de bœuf ou de poulet le réconforteront.

Le médecin indiquera les autres soins, qui sont ceux qu'exige toute maladie grave ; mais en temps de choléra il est urgent que chacun connaisse et sache employer la médication Devillebichot, parce que le médecin requis de tous les côtés à la fois ne peut assister que quelques malades, de sorte que les autres qui sont quelquefois très nombreux, auraient le temps de mourir avant l'arrivée du médecin.

Pour le liniment contre les crampes, voir à la fin du choléra foudroyant.

Il arrive souvent que le malade une fois entré en convalescence, éprouve encore des malaises journaliers ; dans ce cas on lui fera prendre en même temps que la médication reconstituante employée, trois capsules antiseptiques par jour, dont une à chaque repas.

Tout le temps de la maladie des capsules antiseptiques.

Médication du choléra foudroyant, par A. DEVILLEBICHOT, *pharmacien.*

Le choléra foudroyant se déclare tout d'un coup par des malaises subits, des vomissements, et des évacuations réitérées suivies de syncopes.

Il résulte sans doute de l'absorption d'une grande quantité de microbes cholériques, ou d'une espèce spécialement toxique, par les voies respiratoires.

La célérité de l'empoisonnement est telle, que le

moment serait mal choisi pour réfléchir ou hésiter : il faut se hâter d'expulser les liquides infectés, tout en faisant périr les animalcules qu'ils renferment.

1° Purgatif salin, eau de sedlitz gazeuse ou limonade Rogé par verre tous les quarts d'heure ; et dans l'intervalle de chaque verre, une capsule antiseptique Devillebichot avec quelques cuillerées d'infusion tiède ou d'eau sucrée additionnée de quelques gouttes d'éther sulfurique.

2° Potion anticholérique Devillebichot dès que le malade éprouvera des faiblesses et des crampes. On lui donnera cette potion d'abord par cuillerées toutes les cinq minutes, puis tous les quarts d'heure, et toutes les heures quand il se sentira mieux.

3° Lavement anti-septique astringent (voir page 60). et renouveler deux et même trois fois dans la même journée s'il y a lieu.

4° Le lendemain et les jours suivants, on fera prendre encore les capsules Devillebichot à la dose indiquée précédemment et selon l'âge du malade ; et on lui administrera le matin et le soir le lavement obtenu en faisant dissoudre deux capsules dans 350 grammes d'eau tiède.

Pour les enfants toujours la moitié de chacun de ces médicaments.

5° Liniment Devillebichot contre les crampes cholériques.

R.	Huile camphrée	120 grammes.
	Huile volatile de girofle, lavande, thym, romarin, cajeput . . . . .ââ	20 gouttes.
	Alcali volatil.	5 grammes.
	Chloroforme	5 —

Mêlez, agitez avant l'usage — pour frictionner doucement le ventre et les membres.

Quant aux frictions rudes que l'on faisait avec les brosses, elles n'ont d'autre action que de faire souffrir sans remédier en rien à la maladie. La médication Devillebichot et la chaleur sauveront tous les malades; la chaleur est tellement indispensable dans le choléra, que l'on a vu des malades considérés comme morts, revenir à la vie sous l'unique influence de la chaleur.

MALADIES ÉPIDÉMIQUES ÉRUPTIVES OU FIÈVRES ÉRUPTIVES.

Ce sont :

La suette miliaire;

La rougeole ;

La scarlatine;

La variole ;

La varicelle vésiculeuse;

La varioloïde.

Toutes ces maladies sont contagieuses et engendrées par des animalcules-ferments, spéciaux à chacune d'elles. Elles sont toutes mortelles, et le plus grand danger qu'elles offrent, c'est que pendant huit ou quinze jours après que le sang a commencé à être infecté par les animalcules morbifères, on se rend à peine compte de son envahissement par ces animalcules.

Ces maladies donnent toujours lieu à une éruption, c'est-à-dire que les animalcules-ferments et le mucus qu'ils ont infecté, sont rejetés naturellement hors du corps par le sang, en passant à travers les pores de la peau. Aussi, est-ce par la peau qu'il faut les éliminer après les avoir exterminés, en employant avec les capsules Devillebichot, les diaphorétiques, les diurétiques, les sudorifiques et la chaleur.

SUETTE MILIAIRE.

C'est la moins commune de toutes les fièvres éruptives; elle commence par des malaises analogues à ceux que l'on éprouve pour la scarlatine, qui du reste annoncent le commencemeut de toutes les fièvres épidémiques (v. scarlatine).

Puis le malade ressent des serrements de poitrine, de ventre, avec constipation, rétention d'urines, sécheresse de la peau ; la langue est sale, saburrale.

L'éruption se fait sous forme de vésicules de la grosseur d'un grain de millet, qui se développent sur une surface d'un rouge vif. Ces vésicules se développent complètement en vingt-quatre heures, et se remplissent d'un liquide laiteux qui leur donne un aspect perlé. En même temps, des sueurs abondantes d'une odeur de paille pourrie apparaissent dès le commencement de la maladie.

Il est très important de protéger ces sueurs en faisant prendre au malade de fréquentes infusions de bourrache.

Quelquefois il y a plusieurs éruptions successives qui ont lieu toutes les 12 ou 24 heures, avec accélération du pouls; cependant le pouls peut rester naturel.

La période de desquamation a lieu au bout de 10 à 12 jours; alors les sueurs cessent et ne paraissent que par intervalles; le sommeil et l'appétit renaissent, la langue se nettoie, et la constipation disparaît d'elle-même.

Médication de la suette miliaire par A. DEVILLEBICHOT, *pharmacien*

1° Donner tous les jours au malade les capsules antiseptiques Devillebichot, dont une tous les heures avec une bonne tasse d'infusion de bourrache.

Dose : 6 à 20 capsules par jour.

2° Si la constipation persiste, on donnera au malade une cuillerée d'huile de ricin le matin à jeun.

Alimentation légère, bouillons et potages pour commencer.

Cette médication empêchera la suette de tourner en suette maligne toujours dangereuse, souvent mortelle.

SUETTE MALIGNE.

Elle se complique d'une forte inflammation des intestins, de l'estomac, des poumons, de la vessie, de troubles dans le cerveau suivis de coma, délire, convulsions, angoisses, battements, épigastriques, pesanteur du thorax, étouffements, vertiges, nausées, etc., en un mot empoisonnement de tous les organes par les microbes qui ont engendré la maladie, et conséquences de cet empoisonnement, ce qui n'aura jamais lieu lorsqu'on fera usage des capsules Devillebichot.

Tous les autres soins et médicaments seront ordonnés par le médecin qui soignera la maladie.

ROUGEOLE. SYMPTÔMES. MÉDICATION.

La rougeole est une fièvre épidémique qui sévit toute l'année, mais principalement au printemps et à l'automne ; elle atteint principalement les petits enfants jusqu'à trois ou quatre ans.

Bien que peu dangereuse, elle demande à être soignée avec sollicitude, car elle peut devenir mortelle si l'éruption se fait mal.

La rougeole commence par des frissons, des courbatures dans les bras, les épaules et les lombes. Le malade éternue souvent, et ses narines sécrètent une humeur séreuse ; ses yeux sont gonflés, rouges, larmoyants, cuisants. Il y a souvent toux et vomissements ; les convulsions et le délire peuvent également se manifester dans cette période.

Les enfants qui font leurs dents sont sujets à la diarrhée.

Vers le quatrième ou cinquième jour, des taches petites, rouges, distinctes, circulaires, légèrement saillantes, se montrent à la face, puis au tronc et aux membres. Ces taches ont de la ressemblance avec les piqûres de puces ; quelques-unes offrent à leur centre une petite vésicule ; en se réunissant elles forment des plaques semi-lunaires offrant entre elles des points où la peau est naturelle.

A cette époque le visage est tuméfié, gonflé, au point que le malade a de la peine à y voir.

L'éruption se fait ordinairement en trente-six heures ; dès le sixième jour elle pâlit à la figure, et devient plus intense en d'autres points. Vers le septième ou huitième jour l'éruption pâlit et il s'établit une desquamation furfuracée ou par écailles.

ROUGEOLE NOIRE.

Si la rougeole au bout de sept à huit jours fait place à une nuance livide, elle est dite noire.

Comme dans toutes ces maladies, elle est due à la rentrée du miasme infectieux dans le sang parce que l'éruption ne s'est pas faite, à la suite d'une cause qui est généralement le refroidissement.

Dans la rougeole noire, le cerveau, les poumons, les reins, la vessie, le ventre peuvent être envahis par les animalcules morbifères, provoquer tous les accidents que nous avons signalés pour la suette maligne, et se terminer par la fièvre pernicieuse toujours mortelle.

Médication de la rougeole.

Dès les premiers malaises éprouvés par l'enfant, on le tiendra au chaud, et on lui fera prendre de temps en temps de l'infusion chaude de bourrache et mauves passée dans un linge serré, et sucrée avec le sirop de baume de tolu.

S'il éprouve des maux de cœur on le fera vomir avec le sirop d'ipéca pur ou additionné de poudre d'ipéca.

On lui fera prendre également dans le courant de la journée 3 ou 4 cuillerées à café de la potion suivante :

R.	Acétate d'ammoniaque.	2	grammes
	Sirop de fleurs d'oranger.	40	—
	Eau	60	—

Cette potion diaphorétique empêchera toujours la rougeole noire, ainsi que tout accident du côté des organes.

Cependant si la rougeole noire ou la fièvre pernicieuse se déclarent, on fera prendre à l'enfant trois capsules Devillebichot par jour, dont une toutes les 4 heures avec un peu de tisane de bourrache et violettes.

Tenir et couvrir l'enfant chaudement, et ne le sortir que lorsque le médecin le jugera à propos.

S'il y a constipation, on donnera tous les 2 jours une cuillerée à café d'huile de ricin battue ave un peu de lait chaud sucré, et une cuillerée d'eau de fleur d'oranger.

Si l'enfant ne peut pas prendre ce purgatif agréable à prendre, on lui donnera un lavement composé d'une cuillerée de miel et de 2/3 de verre d'eau tiède.

Si dans le courant de la maladie les convulsions se déclarent, on donnera matin et soir pendant 3 jours, une pastille de santonine à 25 milligrammes.

FIÈVRE SCARLATINE

La fièvre scarlatine est une maladie épidémique éruptive qui s'adresse principalement à l'enfance, mais qui peut atteindre les adultes de 20, 30 et même 40 ans.

Elle est dangereuse, et comme toutes les fièvres éruptives elle demande une médication rapide et suivie. Éviter tout refroidissement, tenir la chambre du malade à une température élevée (25 degrés centigrades environ) afin que l'éruption se fasse largement.

La scarlatine soignée d'après notre médication méthodique guérira toujours.

La fièvre scarlatine comprend trois périodes savoir :

La première période, d'invasion ;

La seconde période, d'éruption ;

La troisième période, de desquamation.

Première période de la fièvre scarlatine signalant le commencement de la maladie.

Pendant douze à quinze jours des malaises vagues se présentent de temps en temps dans la journée avec pâleur ou rougeur de la face et des lèvres alternativement ; perte de l'appétit, maux de cœur, constipation, sommeil agité accompagné de rêves effrayants.

Ces phénomènes s'aggravent de jour en jour, puis la maladie se déclare sérieusement par des frissons, des nausées, des douleurs dans les lombes et les extrémités, par une douleur vive à la gorge, par la chaleur générale du corps, moins les pieds, accompagnée d'un pouls de 120 à 140 pulsations à la minute. Tous ces symptômes annoncent l'éruption prochaine, qui caractérise la deuxième période de la scarlatine.

Deuxième période de la scarlatine ou période d'éruption.

On voit apparaître dès le premier jour une multitude de petits points rouges tellement rapprochés, qu'ils donnent à la peau une teinte écarlate framboisée. En vingt-quatre heures tout le corps et la face en sont couverts ; la peau est rugueuse au toucher, mais la saillie est moindre que dans la rougeole. Le pharynx est d'un rouge écarlate.

Troisième période de la scarlatine, ou de desquamation.

La desquamation a lieu par pellicules furfuracées, par squames, par lanières, ou bien elle est à peine visible, ce dont il faut se méfier, et pousser à la peau pour éviter tout accident consécutif.

La scarlatine peut durer 40 jours avec des intervalles.

Une bonne transpiration, des urines abondantes, des selles jugent la scarlatine.

Cette observation d'hommes émérites donne pleine raison à notre médication des maladies épidémiques ; car elle s'applique à toutes les autres, éruptives ou non.

Médication curative de la fièvre scarlatine par A. DEVILLEBICHOT, *pharmacien.*

Elle a pour résultat :

1° De détruire les microbes ou animalcules infectieux causes de la maladie.

2° De les éliminer rapidement par la peau, les intestins, les reins et la vessie.

3° D'empêcher la coagulation du sang, la cyanose et l'asphyxie.

1° On fera vomir le malade dès le premier jour de l'alitement, avec le sirop d'ipéca additionné de la poudre d'ipéca selon l'âge du malade, et on favorisera les vomissements par plusieurs tasses d'eau tiède.

2° Une fois les vomissements arrêtés, on le laissera reposer deux heures, puis on lui fera prendre les capsules antiseptiques Devillebichot avec une tasse d'infusion de bourrache.

Dose. — 3 capsules par jour pour les enfants, une toutes les quatre heures.

6 capsules par jour pour les jeunes gens, une toutes les deux heures.

12 capsules par jour pour les adultes, une toutes les heures.

3° Si la constipation persiste, tous les matins une cuillerée à dessert d'huile de ricin avec du lait sucré et une cuillerée d'eau de fleurs d'oranger.

4° Contre l'inflammation de la gorge on emploiera le collutoire suivant :

R.	Acide citrique	5	grammes
	Eau	15	—
	Sirop de groseilles.	60	—

Mêler pour badigeonner le fond de la gorge avec un pinceau de charpie.

On pourrait au besoin employer le jus de citron.

Refroidissement causant la mort en deux heures durant la scarlatine, à la période d'éruption.

Voici un accident, véritable catastrophe qui se présente fréquemment lorsque le malade se refroidit, ou simplement si on le découvre avant la chute des croûtes pour lui procurer un peu de soulagement :

Une partie de la matière purulente qui se dirigeait à la peau est résorbée, ce qui constitue un véritable empoisonnement; en même temps que le sang se coagule, s'épaissit peu à peu; le froid gagne de même jusqu'aux extrémités, la respiration se trouve suspendue au point que le pouls devient insensible, les mains prennent une teinte marron, et le malade asphyxié meurt au moment où on s'y attend le moins. — Attention ! !

Si pareil accident se présentait, en se hâtant il serait peut-être encore possible de ramener la circulation du sang, le rejet des humeurs à la peau, et par le fait de sauver la vie au mourant ; voici comment :

On lui administrera sans retard la potion suivante :

R.	Acétate d'ammoniaque......	10	grammes
	Sirop de fleur d'oranger.....	45	id
	Eau distillée...............	125	id

Mêlez une cuillerée à soupe tous les quarts d'heure, puis toutes les demi heures, puis toutes les heures.

Si au bout d'une demi heure la respiration et le pouls ne sont pas rétablis, on fera ajouter à cette potion, un gramme de carbonate d'ammoniaque. Sinapisme sur le creux de la poitrine. On fera prendre ensuite de temps en temps une petite tasse d'infusion de bourrache chaude. On réchauffera le malade avec les cruchons d'eau chaude, l'édredon et la température élevée de la chambre.

Une fois le malade revenu à la vie, on lui fera

prendre les capsules Devillebichot, comme il a été dit précédemment.

SCARLATINE ANGINEUSE *appelée improprement gangréneuse.*

Elle est caractérisée par des plaques blanches qui tapissent le larynx, et que l'on a reconnues pour de fausses membranes qui ne sont autre chose que du mucus très épais provoqué par la présence du microbe infectieux dans le pharynx, mucus de la même nature que la colle de poisson, et comme elle soluble dans les acides citrique, lactique, acétique.

On fera disparaître ces mucosités en badigeonnant le fond de la gorge avec le mélange suivant :

R.	Acide lactique..................	5
	Eau..........................	60
	Sirop de groseilles	40

Mêler, badigeonner avec un pinceau ; à défaut d'acide lactique, employer acide citrique, ou jus de citron pur ; vomitif à l'ipéca. Le reste de la médication comme pour la scarlatine.

SCARLATINE MALIGNE

C'est toujours la scarlatine, mais avec une exagération de tous les symptômes de chacune des trois périodes.

Le frisson par son intensité mérite la qualification d'Horror; la somnolence est du coma; il y a délire, la soif est inextinguible; les taches sont plus épaisses la nuance plus livide; le pouls est petit, la langue noirâtre.

Tout cela veut dire que l'apoplexie et l'asphyxie sont constamment imminentes.

Médication de la scarlatine maligne.

1° La potion à 10 grammes d'acétate d'ammoniaque (voir p. 77) par cuillerées toutes les heures, à café, à dessert, ou à soupe, selon l'âge.

2° Une capsule antiseptique Devillebichot toutes les heures ou toutes les deux heures selon l'âge, en alternant avec la potion : c'est-à-dire que si l'on fait prendre la potion aux heures, on donnera les capsules aux demi-heures, ou toutes les heures si la potion est donnée toutes les deux heures, toujours en alternant.

3° S'il y a constipation, huile de ricin le matin; tisane de bourrache à la soif. Chaleur.

La scarlatine est tantôt bien accusée, tantôt indiquée à peine par une desquamation ou un prurit.

Toute fièvre épidémique éruptive doit avoir un caractère bien établi, et diriger franchement à la peau l'animalcule infectieux et le mucus qui l'accompagne.

Si l'éruption n'est pas suffisamment accusée, on administrera à plus forte raison la médication que nous venons d'indiquer pour pousser largement à la peau, et empêcher le virus d'envahir les organes internes.

VARICELLE VÉSICULEUSE

C'est la variole des enfants et des personnes qui ont été vaccinées depuis peu.

Elle s'annonce par un peu de soif, par le manque d'appétit, des malaises, un sommeil agité.

Elle consiste en de petits points rouges qui rapidement se transforment en vésicules transparentes entourées d'une auréole rouge, et en la formation d'une croûte qui se détache deux jours après, c'est-à-dire vers le septième jour.

La fièvre est légère ou nulle quand les boutons sortent bien.

Médication de la varicelle vésiculeuse.

Tenir le malade au chaud; lui faire prendre de temps en temps dans la journée de petites tasses d'infusion chaude de violette et bourrache sucrée avec le sirop de Baume de Tolu.

Si l'enfant a envie de vomir, on lui administrera le sirop d'Ipéca pur ou additionné de poudre d'Ipéca. S'il est constipé, on lui donnera le matin une cuillerée d'huile de ricin avec du lait sucré tiède et une cuillerée d'eau de fleur d'oranger.

S'il a de la fièvre et que les boutons aient de la peine à sortir, on fera prendre au malade toutes les deux heures une cuillerée à dessert de la potion suivante :

R. Acétate d'ammoniaque 4
Eau de fleur d'oranger 30
Eau distillée. 60

Purgatif après la chute complète des croûtes.

VARIOLE OU PETITE VÉROLE

La variole apparaît principalement en automne par les temps humides, et sévit pendant toute la mauvaise saison.

C'est la plus dangereuse des fièvres éruptives. Il faut tout le temps activer la sortie du virus miasmatique par la peau, et tenir la chambre du malade à une température de 25 degrés centigrades environ.

Pas de lavage avant que la convalescence soit complètement établie, car nous avons vu des personnes considérées comme guéries, mourir au bout d'une heure d'une résorption purulente accompagnée d'une apoplexie pulmonaire pour avoir voulu se laver trop tôt.

La variole offre trois périodes :

1° Période d'invasion ;

2° Période d'éruption ;
3° Période de desquamation.

Première période annonçant l'invasion du corps par les animalcules miasmatiques engendrant la variole.

Pendant huit jours au moins avant que la fièvre ne se déclare, malaises généraux, maux de cœur, envies de vomir, douleurs de tête, frissons, sueurs froides, manque d'appétit, grande tristesse, accablement, constipation, rétention d'urines, sommeil agité, pénible, avec rêves attristants, fatigue considérable dans tous les membres, mais ce qui est caractéristique, c'est la fatigue des jambes, surtout à l'articulation des genoux, le malade a de la peine à se porter, et se voit obligé de garder le lit. Il entre alors dans la deuxième période de la maladie.

Deuxième période de la variole ou période d'éruption.

Bientôt apparaissent à la face de petits points rouges saillants et durs, puis rapidement sur le reste du corps dès le troisième jour.

Le quatrième jour les vésico-pustules sont dessinées, leur base s'élargit ; le cinquième jour, leur sommet s'acumine, puis se déprime au centre en ombilic.

Le septième jour après le début, et qui est le quatrième jour de l'éruption, apparaît un redoublement de la fièvre qui s'était un peu calmée.

Cette fièvre secondaire est le signal de la maturation des pustules. Le visage est parfois monstrueusement gonflé ; il y a douleur au pharynx, la déglutition est gênée.

Le neuvième jour, nommé grande critique, est le signal d'une détente, et enfin le dixième et le douzième jour, le gonflement disparaît du visage, apparaît aux pieds et aux mains, et les pustules se dessèchent en croûtes.

Troisième période de la variole ou de desquamation.

La desquamation se fait sous forme de croûtes quelquefois d'une abondance extrême ; elles ont une odeur humorale, fade, repoussante.

Médication générale de la variole par A. DEVILLEBICHOT.

Dès la première période de la maladie on devra soumettre le malade sans retard à la médication suivante :

1° Eméto-cathartique.

R.	Tartre stibié.	0.05 centigrammes
	Ipéca pulvérisé.	1.50
	Sirop d'ipéca.	30
	Eau distillée.	195

Mêler, à prendre en trois fois par quart d'heure. Favoriser les vomissements par l'eau tiède entre les prises et après.

2° On mettra ensuite le malade au lit, on le couvrira chaudement, et on lui fera prendre les capsules antiseptiques Devillebichot à la dose suivante :

6 pour les enfants, dont une toutes les 2 heures.

10 pour les jeunes gens, id.

15 à 20 pour les adultes, une toutes les heures.

3° S'il y a constipation, une cuillerée d'huile de ricin, à café ou à soupe, selon l'âge.

Cette médication fera avorter la maladie, ou la

modifiera très heureusement en détruisant le miasme qui la produit, qui, devenu inerte, sera rejeté par les voies naturelles.

Nous dirons ici que la médication préservative que nous avons créée pour la fièvre jaune, le typhus et le choléra, sera employée avec tout autant de succès contre la variole.

Médication de la variole pendant la période d'éruption.

1° Favoriser le transport à la peau par la température élevée de la chambre du malade, soit 25 degrés centigrades environ.

2° Pendant tout le temps de la maladie employer la médication antiseptique diaphorétique et désobstruante, savoir : capsules antiseptiques Devillebichot tous les jours jusqu'à guérison, à la dose indiquée, ou à l'appréciation du médecin ; et avec chaque capsule une bonne tasse d'infusion de bourrache.

S'il y a constipation, huile de ricin le matin.

3° S'il y a tendance à la congestion pulmonaire, et que le malade prenne une teinte noire, on lui donnera la potion suivante :

R.	Acétate d'ammoniaque.	10	grammes.
	Carbonate id.	1/2	—
	Sirop de fleur d'oranger	40	—
	Eau distillée.	115	—

Mêlez, par cuillerées à soupe toutes les 1/2 heures, puis toutes les heures.

4° Lorsque les boutons seront bien développés, on les graissera au moyen d'un pinceau avec le mélange suivant :

R.	Onguent mercuriel simple . . .	25	grammes.
	Huile camphrée.	25	—

Ce mélange se maintient suffisamment liquide à la température de la chambre.

Il a pour effet de faire périr les animalcules enfermés dans les pustules et les croûtes, et d'empêcher la suspension dans l'air, de croûtes furfuracées qui peuvent inoculer la maladie aux personnes qui soignent le malade ; de plus par son emploi la peau n'est jamais gravée.

On pourrait encore employer le limineux oléocalcaire camphré, et additionné de quelques gouttes d'acide phénique.

VARIOLE MALIGNE OU VARIOLE NOIRE

C'est la variole ordinaire dans laquelle le transport à la peau se fait mal ; le sang se trouve alors infecté dans toute son étendue ; la cyanose se déclare, le sang subit l'action de la fermentation putride développée par les animalcules-ferments, de sorte que le malade peut mourir avant la fin de l'éruption.

Il se produit sur tout le corps des ecchymoses, des taches violacées, des soulèvements épidermiques formant des boutons noirs ; il se manifeste aussi des hémorrhagies par les ouvertures naturelles ; il peut y avoir diarrhée, dyssenterie, pneumonie, bronchite, c'est-à-dire que le miasme morbifère agit sur tous les organes.

On peut avant tous ces derniers accidents, reconnaître de suite la gravité de la maladie par la confluence très grande des pustules ; l'auréole qui les entoure donne à la peau une teinte framboisée.

Médication de la variole noire.

1° Capsules antiseptiques Devillebichot, une toutes les heures.

2° Potion renfermant 10 gram. d'acétate d'ammoniaque par cuillerées toutes les heures alternant d'une demi heure avec les capsules.

3° Tisane de bourrache.

4° Lavement antiseptique.

R.	Capsules Devillebichot	N° 3
	Teinture d'iode	20 gouttes.
	Eau tiède.	375 gr.

M. pour un lavement; la moitié ou le tiers pour les enfants.

Ce lavement ne sera donné qu'une fois.

Les autres jours, huile de ricin le matin.

Mais toutes les fois que le médecin emploiera notre médication méthodique de la variole, il n'aura jamais l'ennui de voir son malade atteint de variole noire, ni le regret de le voir mourir de cette maladie, car la variole soignée avec attention, en évitant le refroidissement et par conséquent la résorption purulente toujours mortelle, guérira toujours par notre médication.

VARIOLOÏDE.

La varioloïde diffère de la variole franche, par l'absence de cicatrices consécutives aux croûtes. Si après six mois elle marque encore, les cicatrices ressemblent à de petits coups de burin.

Elle est beaucoup moins grave que la variole, mais elle exige néanmoins pour plus de sûreté la même médication.

CROUP OU DIPHTHÉRIE LARYNGÉE.

Le croup est une maladie épidémique éminemment parasitaire, qui apparaît principalement pendant la saison des pluies.

Il est d'autant plus contagieux, que les animalcules qui l'engendrent ont leur siége dans le larynx et à la glotte, et qu'il peut se communiquer d'une personne à l'autre par le seul fait de la respiration.

Il provoque à la glotte des mucosités épaisses,

gluantes comme la colle de poison, membraniformes (solubles dans l'acide lactique étendu) qui tendent sans cesse à en obstruer l'ouverture et à étouffer l'enfant; ces mucosités sont nommées fausses membranes.

On a cru longtemps, et beaucoup de personnes croient encore que le croup est une affection catarrhale; mais on a reconnu depuis peu que c'est un véritable empoisonnement miasmatique que l'on ne peut guérir qu'en détruisant les animalcules infectieux qui l'ont produit.

C'est précisément le résultat obtenu par l'emploi de la médication que nous indiquons ci-après, laquelle guérira le croup en quelques heures dans tous les cas possibles.

Le croup débute souvent au milieu de la nuit et tout à coup, par une toux accompagnée d'enrouement. La respiration devient bruyante, sifflante d'une manière spéciale; l'enfant qui éprouve au larynx une douleur vive, mordicante (pipûre des insectes) cherche à enlever avec ses mains le corps qui le gêne.

D'autres fois le croup s'annonce par une sorte de fièvre avec frissons répétés, chaleur à la peau, fréquence et dureté du pouls, bouffissure de la face, blancheur de la langue, tristesse, accablement.

Quelquefois encore il commence par un rhume de cerveau, ou par un simple rhume, mais dont la toux ressemble à l'aboiement d'un gros chien.

Cette toux est caractéristique, et exige au plus vite l'emploi de notre médication.

Accès de croup. — Description.

Pendant les accès la face est rouge, les veines sont gonflées, le pouls est fréquent; l'enfant pour respirer porte la tête en arrière.

Chaque accès laisse le malade plus faible; dans l'intervalle des premiers la gaîté de l'enfant revient quelquefois, mais la voix est rauque.

Après d'autres accès elle s'éteint complètement, et le malade ne parle plus qu'à demi-voix, sa figure est alors d'un jaune de cire et bouffie; la toux a un timbre guttural, voilé, éteint, caractéristiqne.

La respiration est courte et se fait avec de pénibles efforts; plus tard les extrémités se refroidissent, la sensibilité disparaît, et la mort arrive au milieu d'un calme apparent.

Médication curative du croup, par A. DEVILLEBICHOT, *pharmacien.*

En appliquant notre médication sans retard on guérira le croup dans tous les cas possibles car elle a pour résultat :

1° De faire périr les animalcules infectieux, causes de la maladie, et de les expulser rapidement.

2° D'empêcher les fausses membranes d'asphyxier l'enfant ;

3° De rétablir les fonctions des voies de la défécation ;

1° Donner à l'enfant un vomitif, et le meilleur que nous conseillions il y a vingt ans dans un travail intitulé *le Petit Trésor* des villes et des campagnes est le suivant :

R.	Sulfate de cuivre.	10 centigram.
	Eau à peine sucrée.	1/3 verre

faites dissoudre et donnez à l'enfant en trois fois à cinq minutes d'intervalle.

C'est aussi le vomitif conseillé par le Dr Trousseau.

On aidera l'effet du vomitif par quelques tasses d'eau tiède.

Le passage de la solution de sulfate de cuivre contre la glotte, empêche déjà la formation des fausses membranes, en faisant périr les animalcules qui y siègent.

2° Le vomitif ayant produit son effet, et l'enfant respirant mieux, on lui fera prendre les globules anti-croup Devillebichot de la manière suivante :

On lui administrera d'abord dix globules en cinquante minutes; soit un toutes les cinq minutes; on lui fera prendre ensuite un globule toutes les deux heures. Chaque globule sera pris avec la plus grande facilité avec une cuillerée d'eau sucrée à la fleur d'oranger.

La dose des globules est de vingt par jour pour les petits enfants.

De 25 globules par jour pour ceux de 5 à 10 ans.
30 — — 12 à 15 ans.
40 à 50 — pour les adultes.

3° En même temps, à mesure que les fausses membranes tendront à asphyxier l'enfant en obstruant la glotte, on les dissoudra au moyen du collutoire suivant :

Acide lactique	5	grammes
Eau	40	—
Sirop de groseilles.	20	—

pour badigeonner le fond de la gorge et principalement la glotte, au moyen d'un pinceau de charpie que l'on trouve dans toutes les pharmacies. Engager ensuite le malade à cracher les mucosités.

Après la prise de tous les globules dans la première journée, les animalcules générateurs du croup frappés à mort, seront rejetés par la salivation naturelle. On remarquera aussi après l'absorption de 10 à 15 globules, que l'haleine du malade possède l'odeur infecte des œufs pourris ; à partir de ce moment on peut le considérer comme sauvé, mais il faudra continuer l'usage des globules jusqu'à ce qu'il ait absorbé le nombre indiqué pour chaque âge.

Le lendemain et les jours suivants, on administrera encore 6 à 10 globules par jour dont une toutes les deux heures, jusqu'à ce que les accidents de la gorge même les plus légers, aient complètement disparu.

Nota. — Nous recommandons spécialement de ne pas donner de sirop de fruits acides, tels que sirop de groseilles, de framboises, ni de confitures de mêmes fruits tant que l'on administrera les globules; car il y aurait infailliblement une décomposition qui changerait complètement leur action.

4° Pour rétablir les fonctions des intestins on fera prendre le matin une cuillerée à soupe d'huile de ricin battue avec un peu de lait et une cuillerée d'eau de fleur d'oranger.

Quant à la sécrétion urinaire, elle se rétablira d'elle-même; dans le cas contraire on ferait prendre au malade deux ou trois petites tasses d'infusion de bourrache nitrée avec une pincée de sel de nitre.

Voilà la seule médication capable de guérir le croup et de sauver la vie au malade, mais à la condition de l'employer à temps.

C'est pourquoi, dès l'apparition du croup dans un quartier de grande ville, ou dans une localité de province, nous engageons les parents à avoir chez eux la médication Devillebichot, car le croup apparaît dans toute sa gravité surtout au milieu de la nuit, et le malade peut mourir étouffé par les fausses membranes avant l'arrivée du médecin.

COQUELUCHE, MÉDICATION, GUÉRISON.

La coqueluche de même que le croup, résulte de la présence d'animalcules dans les voies respiratoires, ayant leur siège non pas dans le larynx, mais bien dans les bronches.

Ce microbe est beaucoup moins dangereux que celui du croup ; il est contagieux, mais non infectieux ni toxique.

La coqueluche apparaît souvent sous la forme d'une bronchite ordinaire, ou dans le cours d'une fièvre éruptive (Rougeole, varicelle, maladies dues précisément à des animalcules).

Elle s'annonce par un rhume de cerveau, par le larmoiement, la bouffissure de la face, le manque d'appétit presque complet, une toux violente. Ces préludes peuvent durer jusqu'à vingt jours. Puis apparaissent les quintes, composées de six à huit éclats de toux brefs, successifs, séparés par un intervalle si court, qu'ils forment une série comparable à une gamme rapidement parcourue. La poitrine est violemment secouée, le malade cherche un point d'appui même avant l'accès ; sa figure est violette, ses yeux baignés, et la violence des quintes est telle, que les larmes sont quelquefois mêlées de sang.

Les éclats de toux de la quinte ne sont autre chose qu'une série d'expirations (sortie de l'air) parmi lesquelles on n'observe aucune inspiration. L'entrée de l'air ne peut se faire pendant la quinte ; mais celle-ci se termine par une inspiration longue très pénible ; l'air en traversant le larynx rétréci par le spasme, fait entendre un bruit qui rappelle celui d'un archet parcourant le grosse corde d'un violon.

Après cette inspiration recommence une nouvelle quinte et ainsi de suite durant deux à cinq minutes, et l'accès est enfin terminé.

Les quintes s'accompagnent de mucosités filantes visqueuses, albuminoïdes, d'efforts pour vomir, et même de vomissements si l'estomac n'est pas à jeun ; d'hémorrhagies par le nez, les voies aériennes ou l'estomac.

Médication de la coqueluche, par A. DEVILLEBICHOT, *pharmacien.*

1° Donner chaque jour à l'enfant six globules anti-croup Devillebichot dont un toutes les 2 heures. Continuer jusqu'à la guérison.

2° Le quatrième jour faire vomir l'enfant avec l'ipéca.

3° Le huitième jour le purger avec l'huile de ricin.

TABLE DES MATIÈRES

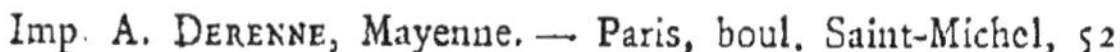

Imp. A. Derenne, Mayenne. — Paris, boul. Saint-Michel, 52.

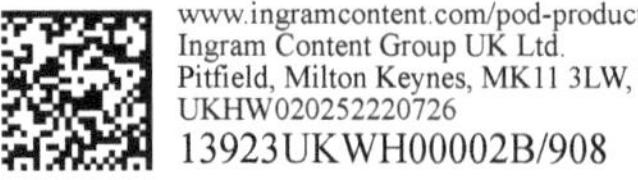
www.ingramcontent.com/pod-product-compliance
Ingram Content Group UK Ltd.
Pitfield, Milton Keynes, MK11 3LW, UK
UKHW020252220726
13923UKWH00002B/908